ACTINOMYCOSE

CERVICO-FACIALE

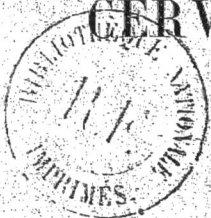

RELATION

DES QUATRE PREMIERS CAS OBSERVÉS EN TOURAINE

ET

COMMUNIQUÉS A L'ACADÉMIE DE MÉDECINE

Le premier en mars 1893, les suivants en juillet 1895, publiés en juin 1896

PAR

Le Dr MEUNIER (de Tours)

PROFESSEUR A L'ÉCOLE DE MÉDECINE
MÉDECIN EN CHEF DE L'HÔPITAL
MEMBRE DU CONSEIL DÉPARTEMENTAL D'HYGIÈNE
ANCIEN INTERNE DES HÔPITAUX DE PARIS

TOURS
LIBRAIRIE PÉRICAT
36, RUE DE LA SCELLERIE

1896

ACTINOMYCOSE

CERVICO-FACIALE

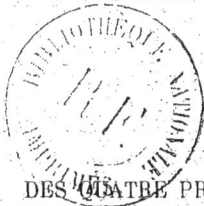

RELATION

DES QUATRE PREMIERS CAS OBSERVÉS EN TOURAINE

ET

COMMUNIQUÉS A L'ACADÉMIE DE MÉDECINE

Le premier en mars 1893, les suivants en juillet 1895, publiés en juin 1896

PAR

Le Dᴿ MEUNIER (de Tours)

PROFESSEUR A L'ÉCOLE DE MÉDECINE
MÉDECIN EN CHEF DE L'HÔPITAL
MEMBRE DU CONSEIL DÉPARTEMENTAL D'HYGIÈNE
ANCIEN INTERNE DES HÔPITAUX DE PARIS

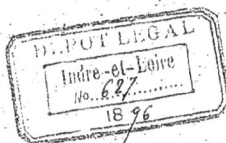

TOURS

LIBRAIRIE PÉRICAT

36, RUE DE LA SCELLERIE

1896

AVANT-PROPOS

Au mois de mars 1893, j'ai lu à l'Académie de Médecine l'histoire du premier cas d'actinomycose humaine observé à Tours.

Depuis, j'ai rencontré 3 nouveaux cas, chez des malades qui, comme le précédent, habitaient la ville depuis de longues années.

Ce sont 4 cas d'actinomycose urbaine, dans l'étiologie desquels je n'ai relevé aucune des causes signalées jusqu'à ce jour comme probables.

Dans ces 4 cas la localisation était la même, à la région cervico-faciale gauche, siège le plus communément atteint.

Les symptômes et la marche de l'affection se sont, chaque fois, présentés avec des caractères identiques et constants, tels qu'ils la différencient clairement de toutes les autres affections de la même région.

L'actinomycose cervico-faciale ne ressemble qu'à elle-même : elle jouit d'une individualité clinique indiscutable.

Mes malades ont dû leur guérison à l'iodure de potassium.

OBSERVATIONS

OBSERVATION I (*lue à l'Académie de Médecine en mars 1893*). — *Actinomycose cervicale ; guérison par l'iodure de potassium.*

Le nommé P..., trente-quatre ans, né à Issoudun qu'il a habité jusqu'à vingt ans, soldat de vingt à vingt-cinq ans, n'a pas d'antécédents pathologiques. Il habite Tours depuis neuf ans et est mécanicien à la Compagnie d'Orléans.

Le 5 octobre 1892, il vient me consulter pour un gonflement du cou, dont le début remonte à trois semaines, et qui, depuis quelques jours, a sensiblement augmenté au point de l'obliger à interrompre son service.

Après avoir débuté sous l'angle de la mâchoire droite, la tuméfaction s'est étendue en bas jusqu'à quelques centimètres de la clavicule et en dedans déborde la ligne médiane ; elle s'étale en nappe ; la peau est à peine un peu plus rouge que du côté opposé.

Les mouvements sont très gênés ; le malade ne peut tourner la tête, ni baisser le menton ; la déglutition est pénible. Il n'y a pas de gêne respiratoire.

L'aspect est à première vue celui d'un phlegmon.

Mais la tuméfaction sous-angulaire est moins prononcée que dans les adéno-phlegmons. Pas de douleur spontanée, et peu à la pression. Le malade éprouve surtout une raideur très prononcée.

Pas de chaleur au toucher, ni de fluctuation, et la pression du doigt ne laisse pas d'empreinte.

La consistance de cette infiltration d'apparence inflammatoire est ferme, dure.

Ce caractère très particulier donne à la main quelque chose comme la sensation d'une lame de carton étendue sous la peau.

Cet œdème dur, diffus sur ses bords, masque le sternomastoïdien, et la peau ne peut glisser sur les plans profonds qui semblent intéressés.

A aucun moment je n'ai constaté d'engorgement ganglionnaire, et je ne crois pas que l'affection ait débuté par une adénite. D'après ses dires, le malade aurait d'abord constaté « comme un nerf durci ».

Peu de symptômes généraux : appétit diminué, quelque malaise, légère faiblesse, un peu de fièvre et de moiteur la nuit.

En présence de cette affection insolite, je conseillai au malade l'usage d'une solution d'iodure de potassium, 1 à 2 grammes par jour environ et une friction iodurée.

Le 13 octobre, disparition de la gêne de la déglutition, diminution notable de la tuméfaction. Cette amélioration est due à l'action de l'iodure de potassium seul.

Le 20, le malade paraît tout à fait en voie de guérison et je cesse de le voir.

Le 11 novembre, il me rappelle. La tuméfaction latérale n'avait pas reparu, mais il existait au-devant de la trachée une tumeur violacée, arrondie, encadrée entre les deux chefs du sternomatoïdien et la fourchette sternale.

En haut et à gauche on retrouvait un cordon d'œdème dur.

Molle, fluctuante, la peau amincie, cette tumeur me parut un abcès et je l'incisai.

Comme il ne coulait que du sang, je déchirai avec la sonde cannelée des lames fibreuses qui cloisonnaient la cavité, et je vis sortir un liquide grisâtre et visqueux, ponctué de petits grains blanc jaunâtre, ronds, du volume d'une semence de pavot, dont la couleur et la forme me firent de suite penser à l'actinomycose.

Je fis un pansement antiseptique, et conseillai au malade de reprendre l'iodure qu'il avait abandonné depuis trois semaines.

Je confiai le liquide et les grains à M. le professeur Barnsby[1], qui voulut bien les examiner dans son laboratoire de bactériologie, et il me fit constater, sur des préparations caractéristiques, que nous avions bien incontestablement des actinomycètes sous les yeux.

Le liquide ne contenait, en outre, que de rares globules blancs.

Le malade alla de mieux en mieux ; le 28, il reprit son service sur les locomotives, et depuis ne l'a plus interrompu.

Il continua l'usage de l'iodure[2].

Pendant trois mois, il persista des lésions superficielles de la peau, au-devant de l'extrémité supérieure du sternum[3].

OBSERVATION II. — *Actinomycose cervico-faciale gauche ; large plastron d'induration ; abcès fongueux ; contracture des mâchoires ; état général grave ; traitement par l'iodure de potassium ; guérison.*

Le 22 novembre 1893, je suis appelé auprès du nommé C... pour une affection de la région cervico-faciale gauche, dont il souffre depuis deux mois. Ses forces diminuent de jour en jour, il est très faible et garde le lit.

Antécédents. — C'est un homme petit, maigre et nerveux, qui n'a jamais été malade. Agé de cinquante et un ans, il est marié, père d'une enfant bien portante. Son existence est celle d'un ouvrier aisé, il ne fait pas d'excès.

Il a été cultivateur dans sa jeunesse ; depuis vingt-deux ans qu'il habite Tours, il est employé à la voie du chemin de fer.

Maladie actuelle. — Il l'attribue aux suites d'un abcès dentaire très douloureux, pour lequel il a dû cesser son travail pendant huit jours, vers la fin d'août dernier.

Il se croyait guéri, lorsque, le 20 septembre, il s'aperçoit de l'apparition sous la même mâchoire d'une tuméfaction indolore, qui provoque un peu de gêne dans la mastication.

Cette tuméfaction s'accroît rapidement surtout en surface, recouvre bientôt la région sushyoïdienne en s'allongeant un peu au dessous, et détermine une sensation pénible de raideur et de tiraillement dans les mouvements de la tête et du cou.

[1] Je remercie vivement M. Barnsby, professeur de botanique à l'École de Tours, qui a bien voulu me prêter également son obligeant concours dans l'examen des cas suivants.

[2] La lecture d'un journal vétérinaire m'apprit à ce moment que l'iodure de potassium avait été employé avec succès dans l'actinomycose bovine et conseillé pour l'homme. Le hasard m'avait bien servi ; si j'eusse fait le diagnostic de prime abord, j'aurais imité la conduite qui avait été tenue dans les cas publiés alors en France, au nombre de six, et j'aurais traité le malade chirurgicalement par les incisions et les antiseptiques.

[3] J'ai revu cet homme plusieurs fois, et, au moment où paraît cette note, il n'y a eu aucune récidive.

Ce qui frappe le plus le malade, c'en est la *dureté*, qu'il compare à celle du marbre.

La marche semble avoir été très vive, et, dès le surlendemain 22, C... suspend son travail.

Au bout de quelques jours, cette tumeur, d'apparence inflammatoire, quoique indolore, est incisée et fouillée avec une sonde cannelée. Il s'écoule quelques gouttes de sang, mais pas de pus.

Un peu plus tard, deux nouvelles incisions donnent le même résultat ; elles fournissent par la suite une suppuration séreuse peu abondante.

Dans le courant d'octobre, il se produit deux abcès successifs de la gorge ; le malade est trois jours sans boire ni manger. A la fin d'octobre, la tuméfaction franchit le bord du maxillaire et remonte le long de la joue jusqu'à la pommette. Elle descend en même temps vers la clavicule en recouvrant le sternomastoïdien.

D'autre part, les mâchoires se contractent progressivement ; la mastication devient impossible, et la déglutition même est gênée ; les liquides refluent fréquemment par le nez, et l'alimentation est très restreinte.

La salivation est abondante et continue, et comme le malade ne peut avaler qu'avec peine, il bave sans cesse. L'amaigrissement et la perte des forces sont rapides et considérables.

En résumé, lorsque je vois le malade, le 22 novembre, il est alité depuis cinq semaines, et il me déclare que depuis vingt-trois jours il n'a mangé ni dormi. Son état est lamentable.

État actuel. — L'affection occupe une large zone, de l'arcade zygomatique à la clavicule recouvrant la joue et la moitié antérieure gauche du cou, sous la forme d'une infiltration étalée en un épais plastron, dur, compact, ligneux, ni fluctuant, ni dépressible, adhérent à la peau totalement immobilisée et aux parties profondes, aponévroses et muscles, qu'elle semble englober.

La paupière gauche est œdématiée ; les lèvres et le nez sont tuméfiés.

Le malade ne peut ni fléchir, ni relever le menton ; quand il se renverse en arrière pour se faire mieux examiner, la peau du cou semble trop courte et, dans cette position, se tiraille et se plisse au-dessous du mal jusque sur l'épaule et sur le pectoral.

Je m'aperçois que le larynx est dévié à droite ; je ne peux savoir s'il l'était auparavant.

Les lésions capitales prédominent au-dessous de la mâchoire, dans un triangle formé par le bord inférieur de l'os, le bord interne du sterno-mastoïdien et la ligne médiane.

Sur un *fond violacé, vineux foncé*, se détachent en teinte d'un rouge sombre, des *bosselures* arrondies ou allongées, de 1 à 2 centimètres de diamètre ou de longueur, qui se groupent principalement vers l'angle du maxillaire.

Elles sont molles, fluctuantes, recouvertes d'une mince membrane dermique.

Trois d'entre elles sont percées de petits orifices correspondants aux ponctions ou incisions faites antérieurement et non cicatrisées ; la pression fait écouler un pus grisâtre, séreux, sans odeur, non sanguinolent.

Si je n'avais pensé de suite à l'actinomycose, je n'aurais pas remarqué, dans les gouttelettes du liquide, quelques petites granulations d'un jaune blanchâtre, à peine grosses comme des graines de pavots, que je recueillis, pensant avoir sous les yeux des actinomycètes.

Les bosselures sont creusées d'étroites cavités anfractueuses, où le stylet pénètre facilement. Ces cavités d'apparence fistuleuse ne s'étendent pas au-delà des limites des saillies cutanées, et il n'existe aucun diverticule vers la profondeur ; elles sont tapissées d'un tissu de consistance fongueuse, qui produit la sensation de fluctuation.

La contracture des mâchoires s'oppose à l'examen de la cavité buccale. Au point de l'abcès gingival primitif persiste un petit orifice suppurant de peu de profondeur, près d'une dent fortement cariée. L'ensemble de la dentition me paraît mauvais ; les gencives sont tuméfiées.

Pas d'engorgement ganglionnaire.

Je prescris 3 grammes d'iodure de potassium, du lait en aussi grande quantité que possible, et des cataplasmes de fécule cuite à l'eau boriquée.

Observation II.

J'indique les petites manœuvres qui faciliteront l'écartement des mâchoires, et je recommande de les répéter fréquemment.

Déjà certain du diagnostic, je me retire en assurant le malade de sa guérison, s'il peut suivre le régime.

Examen des granulations. — Les granulations à l'œil nu paraissent homogènes et sphériques ; on peut les promener sur une lame de verre, sans qu'elles se fragmentent. Elles sont très petites, et sont loin d'avoir la dimension du grain de millet, que l'on attribue aux actinomycètes.

Au microscope elles ont l'aspect d'un ovoïde à texture filamenteuse ; les filaments sont entremêlés en tous sens. Sur les bords on distingue des éléments isolés, rectilignes et bifurqués ou légèrement courbés. Il est facile de reconnaître que c'est un mycelium, mais on ne distingue aucune conidie.

Les jours suivants, je peux avoir des granulations à organes complets,

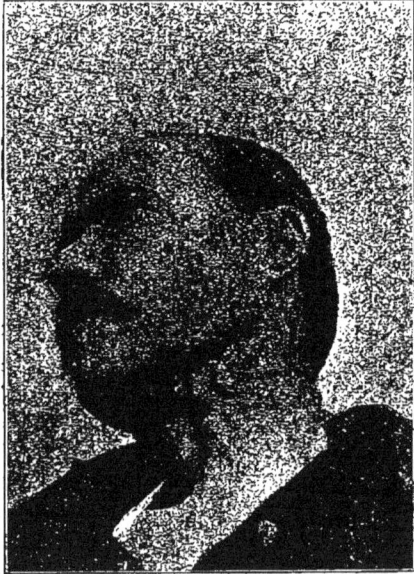

absolument typiques. Celles-ci ont un volume double ou triple des précédentes et sont d'un jaune verdâtre. Elles présentent sous le microscope les mêmes caractères que les précédentes, avec les conidies en plus.

Suite de l'observation. — Après quelques jours, le malade parvient, par des tentatives réitérées, à écarter les mâchoires de l'épaisseur d'un doigt, il déglutit plus facilement, et la salivation disparaît. Il dort. La ration de lait atteint 3 litres ; l'iodure est bien toléré.

Le 8 *décembre*, la tuméfaction et l'induration ont notablement diminué ; les mouvements de la tête sur le cou sont plus libres.

L'état général est meilleur ; les forces reviennent ; le malade reste levé la journée entière et prend des aliments demi-solides.

Le 12 *décembre*, il peut manger du poulet ; il sort et se promène. La dent malade est extraite. L'iodure ingéré depuis trois semaines à la dose de 3 grammes est momentanément interrompu.

Les abcès toutefois ne se modifient pas, quoique paraissant moins saillants. Presque chaque jour, la femme du malade recueille des granulations actinomycosiques qu'elle sait parfaitement reconnaître.

C'est à cette date que le malade est photographié par M. Deslis (J.), président de la Société Photographique de Touraine, dont le talent égale l'amabilité.

Le 16 *décembre*, ayant constaté que le pus contient des staphylocoques, j'agrandis l'ouverture des deux plus gros abcès, et dans les cavités, j'introduis à plusieurs reprises, en frottant assez vivement la petite couche de tissu fongueux qui les tapisse, l'extrémité d'un stylet boutonné garnie d'un peu d'ouate et trempée dans l'eau phéniquée au 20e.

Le 17 au soir, congestion et œdème brusque de la région massétérine, sensation pénible de tension.

Le 18, reprise de l'iodure de potassium.

Le 20, huile de foie de morue.

Le 21, les abcès traités se cicatrisent. Même petite opération pour deux autres qui guérissent rapidement.

Le 2 janvier, ouverture d'un abcès aigu gros comme un pois, au-devant de l'oreille. Acide phénique.

Le 13 janvier, ouverture d'un dernier abcès au-dessous de l'oreille. Acide phénique.

Le 21 *janvier*, tous les abcès sont guéris ; la tuméfaction et l'induration ont complètement disparu ou à peu près.

Le malade a bon appétit ; il a retrouvé ses forces et a gagné 4 kilogrammes depuis un mois. Il reprend son travail sur la voie du chemin de fer, et depuis l'a continué sans interruption.

L'iodure est continué à la dose de 1 gramme pendant quinze jours.

J'ai revu C... un certain nombre de fois, toujours en bon état ; quoique très maigre, il est vigoureux et n'a jamais cessé de travailler.

Les cicatrices sont si légères qu'elles sont à peine visibles sur son cou bronzé par l'air et le soleil.

Les poils de la barbe sont partout très fournis.

Le larynx a repris sa position médiane.

Il serait difficile de croire que le cou et la face ont été le siège de lésions aussi étendues et aussi profondes et d'une extrême gravité apparente.

OBSERVATION III. — *Actinomycose cervico-faciale; induration et abcès fongueux; abcès phlegmoneux; guérison rapide par l'iodure de potassium.*

Le 12 février 1894, lors de ma première visite, la femme B... est malade depuis deux mois; elle a d'abord souffert des dents; puis il est survenu, à la partie moyenne de la *mâchoire inférieure gauche*, une *tuméfaction* « *dure comme une petite pierre* ».

Vers la troisième semaine, comme il y avait quelques élancements, cette induration fut incisée; la malade ne peut dire s'il s'écoula du pus.

Le mal ne fit que s'accroître; une nouvelle incision fut faite sans plus de succès.

L'appétit disparut, et la malade se nourrissant à peu près exclusivement de bouillon, sous prétexte de se fortifier, parce qu'elle mâchait difficilement, tomba bientôt dans un état de faiblesse qui ne lui permit plus de quitter son lit.

La femme B... est âgée de trente ans, mariée à un employé de chemin de fer et mère de trois enfants; elle habite Tours depuis longtemps; elle n'a pas d'antécédents pathologiques.

État actuel. — Une *grosse tuméfaction* à surface bosselée occupe la moitié inférieure de la joue gauche et empiète sur la région sushyoïdienne.

Cette masse *est dure, comme cartilagineuse et adhère fortement au maxillaire*, sur lequel elle paraît implantée. Elle paraît d'autant plus volumineuse que la joue opposée est excavée par l'amaigrissement. A première vue, on penserait à une grosse ostéo-périostite suppurée, ou même à une tumeur maligne.

La joue est œdématiée; la région sushyoïdienne est également infiltrée et dure, mais relativement beaucoup moins, sur le fond violacé du tégument, *plusieurs bosselures*, arrondies ou allongées en bourrelet, forment des reliefs de coloration rouge, de consistance molle et fluctuante, affectant avec l'induration la disposition et les caractères qui me rappellent l'actinomycose cervico-faciale.

La sonde pénètre facilement par de petits orifices à contours grisâtres et fongueux, dans les cavités dont ces bosselures sont creusées.

Il n'existe aucun trajet fistuleux dans la direction de l'os.

Les parois des cavités paraissent tapissées d'une couche de tissu mou, qui saigne facilement.

Dans quelques gouttelettes de pus séreux, grisâtre, sans odeur, brillent deux petits grains très menus et jaune blanchâtre.

L'état général est mauvais; la peau est jaune paille, et rappelle, à un certain degré, la teinte des cancéreux, pas de sueurs, ni diarrhées; insomnie, le pouls est à 110.

Aucun engorgement ganglionnaire.

La lésion de la face n'explique guère cet état général, qui est plutôt dû au régime déplorable que la malade suit depuis un mois, à l'inanition plus qu'à l'actinomycose.

Prescription. — Iodure de potassium, 3 grammes ; régime lacté et potager.

Examen des granulations. — Le microscope fait voir qu'elles sont composées les unes de mycélium, sans conidie, mais caractéristique, d'autres sont complètes.

Le 13 février. — Incision des abcès dont les cavités sont cautérisées à l'acide phénique au 20°, avec de petits tampons d'ouate qui ne sont laissés en place que quelques instants. Il n'est fait aucun grattage.

Le 18, un abcès gros comme un œuf de pigeon s'est formé à la région sushyoïdienne, avec les signes de l'abcès chaud vulgaire. Je l'incisai, le 19, et recueillis la totalité du pus, qui était jaune verdâtre, bien lié, sans odeur.

Dans ce pus étalé sur une soucoupe, je récoltai, à l'aide d'une aiguille à dissociation, une vingtaine de petits grains, semblables aux précédents, jaune clair, arrondis, très menus, tous de même couleur, de même forme, de même volume.

Sous le microscope plusieurs furent examinés, ils présentaient la même structure mycélienne, sans conidie.

Le 22, la malade commence à manger avec appétit et se lève une grande partie du jour.

Le 5 mars, les plaies sont cicatrisées, et l'on pourrait considérer la malade comme guérie, s'il ne restait une notable induration de la grandeur d'une pièce de 5 francs.

Le 13, amygdalite abcédée.

L'iodure est abaissé à 2 grammes et bientôt à 1 gramme.

Le 12 avril, la guérison est radicale, la peau est souple, trois cicatrices linéaires blanches, lisses, non gaufrées et non adhérentes, indiquent le lieu des incisions.

OBSERVATION IV. — *Actinomycose cervicale chez une femme de vingt-cinq ans ; origine dentaire, forme cutanée, évolution lente, bon état général ; traitement par l'iodure de potassium ; en voie de guérison.*

La femme G..., vingt-cinq ans, sans profession, mariée, demeurant à Tours, est malade depuis la fin de novembre 1894.

Elle a d'abord eu sous la partie moyenne de la mâchoire inférieure gauche une petite grosseur du volume d'une noisette, adhérente à l'os et dure, qui a rougi, s'est ramollie et a été incisée au bout d'un mois. Il s'écoula quelques gouttes de sang, pas de pus.

La plaie s'est cicatrisée promptement et la tuméfaction a persisté.

Pas d'engorgement ganglionnaire, pas de fièvre, pas de gène de la mastication.

Cette petite affection fut considérée comme sans importance et attribuée à la dent de sagesse cariée ; cette dent fréquemment douloureuse avait causé un abcès de la gencive trois ans auparavant et était le point de départ d'une gingivite actuelle.

La santé est habituellement bonne.

Dans le courant de mars 1895, le mal s'étendit vers l'angle de la mâchoire, à peu près tel qu'on le voit aujourd'hui, et se rapprocha également par la suite du menton.

Il y eut quelques élancements ; jamais de fièvre.

Malgré la diminution de l'appétit et un peu de gène de la mastication, l'état général s'est maintenu excellent.

Je n'ai relevé dans les antécédents aucune des causes auxquelles on tend à faire remonter l'origine de l'actinomycose cervicale, sauf la lésion dentaire.

Enceinte de sept mois au début de la maladie, la femme G... a depuis fait un bon accouchement, elle n'a pas nourri. La puerpéralité n'a pas eu d'influence sur la lésion.

Le 27 mai, mon collègue, le Dr Thierry, voit la malade.

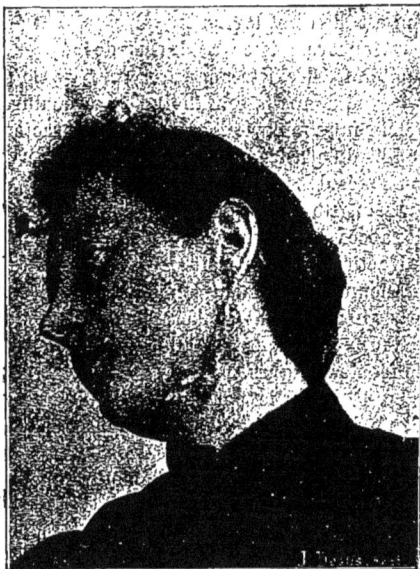

Observation IV.

Le 28, il incise ce qu'il croit être des abcès et rencontre des fongosités et une très petite quantité de liquide séreux louche.

Il pense à l'actinomycose et, se rappelant que j'en ai publié un cas, il a l'obligeance de m'inviter à voir sa malade.

Le 30 mai, je constate un bourrelet charnu de 5 à 6 centimètres de longueur sur 1 et 2 de largeur, sous-jacent et parallèle au bord de la mâchoire dont il contourne l'angle, nettement renflé au-dessus de la peau, tranchant par son contour accentué, sa proéminence et sa coloration rouge sombre, son aspect vernissé et miroitant, sur le tégument voisin, qui paraît sain et présente une légère coloration rosée.

L'incision de ce bourrelet, longue et profonde, a traversé une couche de bourgeons charnus d'un rouge sombre ou violacé, confluents.

De l'épaisseur suinte en quelques points de l'incision, sous la pression du doigt, une gouttelette d'un liquide blanc laiteux, lequel paraît collecté dans de petites cavités anfractueuses creusées dans le sein des fongosités, isolées ou communiquant par des trajets sinueux.

Je trouvai dans ce liquide un grain d'actinomycose.

Je n'en trouvai pas dans la sérosité de trois autres petits abcès fongueux situés au voisinage des extrémités supérieure et inférieure et incisés le même jour que le grand bourrelet.

Autour de la lésion, la peau n'est saine qu'en apparence; elle a subi, en même temps que le tissu cellulaire sous-cutané, certaines altérations de structure sur une large étendue, vers la joue et le cou, jusqu'au-delà du sterno-mastoïdien.

A la palpation elle présente une certaine rigidité, un défaut de souplesse, qui est bien net lorsqu'on palpe en même temps la région opposée. Elle peut encore glisser au-dessus des aponévroses, mais dans des limites moindres. Il existe une perte appréciable de sa mobilité et de son élasticité, qui donne la sensation d'un léger durcissement.

Ici sont simplement esquissés les caractères de l'adhérence et de l'induration du plastron de l'actinomycose cervico-faciale, tels que je les ai constatés dans mes observations précédentes.

J'y insiste parce que cette altération ne se rencontre jamais au pourtour des abcès dentaires ou tuberculeux si fréquents dans cette région.

L'actinomycose paraît s'être cantonnée surtout dans la peau.

Aucun engorgement ganglionnaire.

Les incisions ont été lavées au sublimé et saupoudrées d'iodoforme.

Nous prescrivons 1^{gr},50 d'iodure, et pour tout pansement des cataplasmes de fécule boriqués.

Le 1er juin, je peux avoir deux grains, l'un du volume d'une tête d'épingle, arrondi et d'un blanc mat, l'autre beaucoup plus petit, translucide, d'un blanc un peu grisâtre.

L'examen au microscope démontra que nos prévisions étaient fondées.

L'iodure est porté à 3 grammes.

Le 9 juin, diminution de volume du bourrelet.

Le 16 juin, affaissement considérable et décoloration de l'ensemble des lésions.

La peau reprend sa souplesse.

Iodisme. Iodure ramené à 1^{gr},50 [1].

RÉFLEXIONS

Ces 4 observations prouvent deux faits : 1° l'existence de l'actinomycose en Touraine ; 2° l'efficacité de l'iodure de potassium.

Il n'y a guère que six ans que la première observation d'acti-

---

[1] Actuellement, la malade est depuis longtemps radicalement guérie. Je l'ai revue récemment ; pas de récidive ; les lésions ont été sensiblement plus longues à disparaître que dans les 2 cas précédents.

nomycose a été publiée en France. Mon Obs. I figure au septième rang ; 20 seulement avaient paru, lorsque j'ai fait connaître les trois suivantes. Aujourd'hui, moins d'un an après, on en connaît 40 (*Gazette des hôpitaux*, 1896).

Dans la seule ville de Tours, j'ai donc rencontré 4 cas en quatre années, et les quatre malades habitaient la ville depuis longtemps. Aussi ne me paraît-il pas exagéré de conclure que l'actinomycose est relativement fréquente en Touraine.

Dans le mémoire publié le 20 avril 1895 par *la Gazette hebdomadaire*, M. le professeur Poncet (de Lyon) a exprimé l'opinion que cette maladie signalée jusqu'à ce jour surtout en Allemagne et en Italie n'était pas plus rare en France. Cette opinion est de plus en plus justifiée.

D'autres maladies décrites longuement dans nos traités classiques ne sont pas plus communes, telles la lymphadénie, la maladie de Basedow, la maladie d'Addison, etc.

Mais celles-ci sont connues depuis longtemps, tandis que celle-là était, jusqu'à ces dernières années, ignorée, même de nom, d'un grand nombre de praticiens.

Or, le diagnostic est relativement facile, au moins pour la forme que j'ai rencontrée. L'aspect en est typique, et l'examen microscopique peut, en outre, donner une certitude absolue.

Le traitement, s'il est précoce, agit rapidement ; la mort, au contraire, peut être la méconnaissance de la maladie ou d'un diagnostic trop tardif.

Première période. — Début sous le maxillaire ou à son niveau par un noyau qui se transforme progressivement en une tuméfaction étalée plutôt que saillante, très dure, compacte, adhérente aux plans superficiels (peau) et profonds (aponevrose et os), entre lesquels elle est comprise ; gênant considérablement les mouvements de la tête et du cou, et à peu près indolore (obs. I).

Deuxième période. — Extension des symptômes précédents. La peau prend une coloration violacée, vineuse (obs. I, II, III), ou seulement rosée (obs. IV).

Elle subit jusqu'à une certaine distance de la tuméfaction

ou des fongosités une altération particulière qui lui fait perdre son élasticité et la rend inextensible.

Dans les couches superficielles du derme, se développent en relief de petites tumeurs molles, fluctuantes, rouge foncé, recouvertes d'une mince couche de derme quelquefois d'aspect vernissé et miroitant (obs. IV).

Ce ne sont ordinairement pas des abcès, sauf de rares exceptions, mais des masses fongueuses creusées de petites cavités plus ou moins sinueuses.

Une étroite ulcération se produit par où s'écoule, en petite quantité, un liquide fluide, séreux, gris ou laiteux, et par où sont rejetés des actinomycètes. Elle n'a pas de tendance à la cicatrisation. Il se constitue de fins trajets fistuleux dans l'épaisseur des fongosités.

Ces petites tumeurs, qui ont toutes les apparences d'abcès, peuvent ne pas contenir de liquide ou quelquefois une substance d'aspect et de consistance muqueuse (obs. I).

L'ouverture de ces prétendus abcès a été dans chacune de ces observations une déception pour les opérateurs. Ils ne trouvaient pas le pus qu'ils cherchaient.

L'actinomycète ne serait pas *pyogène*, mais *fongogène*.

Dans une *troisième période*, que je n'ai pas observée, on sait que l'affection gagne en profondeur et atteint les os de la face, entraînant des dégâts considérables et un état de cachexie.

Dans des cas semblables, la mort a été la conséquence des lésions, que le traitement ioduré n'a pu modifier, alors que, dans les périodes précédentes, il a l'influence la plus heureuse.

L'affection est généralement précédée d'abcès dentaire.

Elle a toujours été à gauche.

Jamais il n'y eut d'engorgement ganglionnaire.

L'actinomycète s'étend de proche en proche, et ne paraît suivre ni les voies lymphatiques, ni les voies sanguines. La rapidité de ses progrès est variable.

L'actinomycose cervico-faciale pourrait être confondue avec :

1° Les lésions produites par la carie dentaire : phlegmon, periostites, adéno-phlegmons du cou ;

2° La *tuberculose* des ganglions cervicaux, vulgairement écrouelles ou humeurs froides ;

3° Les lésions *syphilitiques* du maxillaire, où les gommes du cou ;

4° Les *tumeurs malignes* des maxillaires, des glandes salivaires, des ganglions et de la peau ;

5° Le *phlegmon ligneux* de Reclus. (*Clinique chirurgicale* de Reclus et Thèse de son élève, le Dr Batsère.)

Les caractères cliniques de l'affection, tels que nous les avons notés, sont suffisamment différenciés pour que le diagnostic de cette forme, à la première période souvent, à la seconde presque toujours, soit déjà probable, en dehors de tout examen microscopique.

Les granulations actinomycosiques doivent être recherchées attentivement ; elles ne sont ni assez nombreuses, ni assez volumineuses pour forcer le regard, et elles peuvent parfaitement échapper même à un examen sérieux, si l'on ne pense pas à les rechercher de propos délibéré ou si l'on n'y met assez de patience.

Le pus ou la sérosité purulente à examiner ne doivent jamais être recueillis avec une pipette, mais sur une lame de verre ou sur toute autre surface plane ; si le pus est exceptionnellement abondant (obs. III), on le recueille dans un vase large et plat, où il sera étalé. Les grains deviendront facilement visibles.

Leur diamètre est souvent de moins de 1 millimètre, rarement plus ; c'est dire que, parfois, ils sont à peine visibles.

Ils sont beaucoup moins volumineux et moins caractérisés à l'œil nu que dans l'actinomycose bovine.

Ils sont jaunes, verdâtres ou blancs.

Les plus petits sont moins avancés en évolution, et ne sont formés que de mycelium.

L'action résolutive de l'iodure de potassium est incontestable dans mes quatre observations.

Ce médicament agirait à la manière d'un spécifique sur l'induration qui s'amoindrit rapidement (obs. I, II, III) ; les fongosités résistent plus longtemps (obs. I, IV). L'acide phénique au 20° introduit une seule fois dans le trajet fistuleux, à l'aide de petits tampons d'ouate hydrophile, a donné de bons résultats (obs. II, III).

C'est au vétérinaire hollandais Thomassen que l'on doit l'application de l'iodure à cette affection, fréquente chez les bovidés ; il avait aussi remarqué que, dans certains cas où les désordres sont très étendus, il est inefficace.

Pour ma part, sans entrer dans aucune explication sur le mécanisme possible des effets de l'iodure, je ne peux m'empêcher de souligner son action si heureuse sur les tissus morbides, de nature probablement conjonctive, qui forment le milieu dans lequel vit le champignon.

Je ferai encore remarquer que la guérison par l'iodure de potassium de lésions cervicales soupçonnées syphilitiques, mais dont la nature ne s'impose pas au diagnostic, ne peut suffire à en démontrer l'origine. Que d'actinomycoses ont dû être considérées comme de la syphilis ou des métis de scrofulose et de syphilis !

La durée du traitement a été en moyenne de deux mois.

L'iodure a été employé à la dose de 1 à 3 grammes.

Les cicatrices sont peu apparentes et nullement en rapport avec l'étendue des lésions, induration ou fongosités. La reconstitution des propriétés anatomiques et physiologiques des tissus, de la peau, notamment, paraît intégrale.

Seule la trace des incisions est marquée par un trait blanc de tissu conjonctif très apparent.

L'intervention chirurgicale, avec plus de frais, ne pourrait donner de meilleurs résultats.

Mais pour avoir toute son efficacité, le traitement doit être précoce.

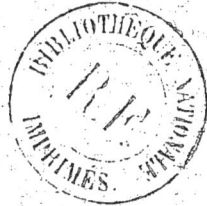

Tours. — Imprimerie Deslis Frères.